G. ALCYONI

Les Célébrités Catholiques

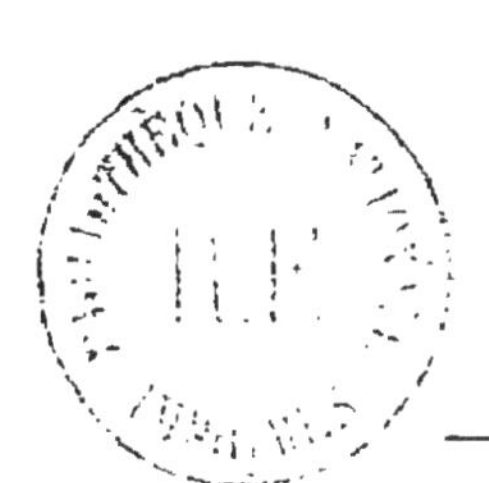

N° 1. — MONSEIGNEUR ÉLIE MÉRIC

PARIS
[ANCIE]NNE MAISON CH. DOUNIOL
P. TÉQUI, SUCCESSEUR
29, rue de Tournon, 29

1897

G. ALCYONI

Les Célébrités Catholiques

N° 1. — MONSEIGNEUR ÉLIE MÉRIC

PARIS
ANCIENNE MAISON CH. DOUNIOL
P. TÉQUI, SUCCESSEUR
29, rue de Tournon, 29

1897

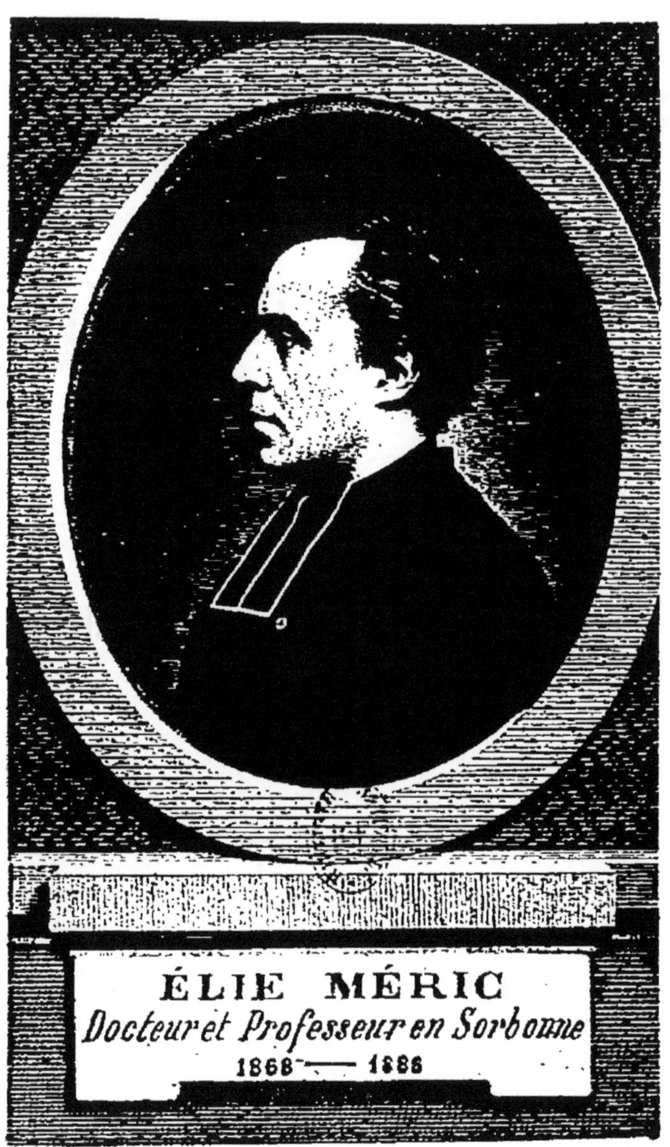
ÉLIE MÉRIC
Docteur et Professeur en Sorbonne
1868 —— 1886

MONSEIGNEUR MÉRIC

Fides quærens intellectum.

I

Nous sommes entourés de médiocrités turbulentes qui arrivent à tout, même aux plus hautes dignités. Ces médiocrités ambitieuses s'inclinent devant les préfets, les sénateurs, les députés, sollicitent leurs suffrages, affirment leur dévouement inébranlable à tous les gouvernements; que voulez-vous? elles n'ont pas d'autres titres! et quand leurs flatteries, leurs bassesses sont récompensées, rien n'égale leur assurance cassante et leur autorité qui touche à la tyrannie.

Dans ce siècle où les hommes de caractère sont devenus si rares, on éprouve une grande joie à rencontrer un prêtre, un écrivain de premier ordre, un philosophe de grande envergure, un savant de race, honoré de l'estime des penseurs les plus illustres, des évêques les plus admirés, qui fuit les dignités, s'enferme obstinément dans une retraite laborieuse, vit avec ses livres : modeste, affable, d'une rare bonté, toujours prêt à faire couler dans les esprits les flots de lumière dont son âme est pleine.

Ce spectacle soulage : nous l'avons éprouvé en écrivant cette biographie de Mgr Méric, prélat de la maison du Pape, professeur à la Sorbonne, docteur de Rome, de Paris, de Wurtzburg, de Louvain.

II

Mgr Elie-Joseph Méric est né à Hesdin (Pas-de-Calais), le 4 octobre 1838. Par sa famille paternelle il appartient au Midi ; par sa famille maternelle et par son origine, il appartient au Nord, et l'on peut retrouver dans la trempe de son esprit l'influence diverse de ces deux races. Il possède au plus haut degré l'aptitude métaphysique, qui lui rend faciles le commerce des problèmes les plus abstraits, la logique vigoureuse et l'art de donner une disposition savante à ses arguments, le goût de l'image, du coloris, de la grande lumière dans le style et dans l'expression de la pensée.

Il avait deux ans, quand sa famille vint s'établir à Toulouse, sous un ciel moins brumeux et plus chaud.

Sa mère était une grande chrétienne, d'une piété profonde, d'une foi mystique et inébranlable; tout l'effort de sa vie tendait à faire passer sa foi et sa piété dans l'âme de ses enfants. Cette première empreinte est ineffaçable. Une mère fortement convaincue imprimera toujours à son enfant la direction de sa vie : mais qu'elles sont rares les mères qui ont de fortes et agissantes convictions!

Le lendemain de sa première communion, son confesseur lui disait en riant : « Sitôt pris, sitôt pendu; tu entreras demain au petit séminaire. »

Son Supérieur, M. Lannes, disait, un jour, à sa mère, d'un ton de mauvaise humeur : « Votre enfant n'apprend pas l'histoire. » « Eh bien, répondit l'enfant, je vous promets que j'aurai le premier prix. » En effet, le jour de Pâques, à la distribution des récompenses, il obtint le premier prix.

L'enfant révélait déjà son intelligence, et la fermeté de sa volonté. Dans les classes d'humanités et de rhétorique, il fut toujours le premier en composition française : on n'a pas oublié à la Succursale ses devoirs littéraires et ses poésies.

Au grand séminaire il s'éprit sous la direction d'un sulpicien éminent, de la philosophie italienne. Travailleur infatigable il fit des traductions qu'il a dû conserver dans ses cartons. Dès cette époque il avait pressenti l'orientation qu'il devait donner à sa vie intellectuelle, marcher vers les sciences et la philosophie.

Le P. Gratry',de l'Académie française, avec qui il avait entretenu une correspondance philosophique, s'attacha déjà de tout cœur à cette jeune et belle intelligence. Il appela à Paris, l'abbé Méric qui venait d'être ordonné prêtre, en 1863.

Le P. Gratry ne vivait pas à l'Oratoire qu'il avait fondé. Il vivait chez lui, dans son appartement de la rue Barbet-de-Jouy. Il donna une chambre à son jeune ami, et ils travaillèrent ensemble, dans une intimité familiale. Le P. Gratry préparait une réfutation de la vie de Jésus, de Renan.

Mgr Méric connut, à cette époque, Mgr Dupanloup, Montalembert, Cochin, Perreyve, Caro, de Falloux, toute une pléiade d'écrivains célèbres qui honorèrent les Lettres chrétiennes, et qui rêvaient le triomphe de l'Église par la liberté.

Mgr Dupanloup attira souvent Mgr Méric, à Orléans, à la Chapelle Saint-Mesmin, plus tard, à Versailles et à Viroflay, lui prodiguant des conseils dont il admirait la sagesse. Il y avait toujours auprès du grand Évêque une âme vaillante et un noble cœur, l'abbé Lagrange qui devait mourir sur le siège épiscopal de Chartres. Ceux qui l'ont connu l'ont aimé.

Sur le conseil du P. Gratry, Mgr Méric prit ses grades en théologie à la Sorbonne; il fut reçu bachelier, licencié, docteur. Sa thèse de doctorat est devenu *le Droit et le Devoir,* un volume de cinq cent cinquante pages, dont nous parlerons plus loin.

La thèse de Mgr Méric lui gagna la sympathie du doyen de la Sorbonne, Mgr Maret, de celui qu'on appelait autrefois saint Louis de Gonzague, quand il était encore jeune vicaire à Saint-Philippe du Roule. Il habitait à la Sorbonne, au-dessus de Victor Cousin. Nous ne pourrons jamais dire avec quel respect, quelle admiration, quelle affection reconnaissante, Mgr Méric nous a parlé de ces deux maitres, Mgr Maret et le P. Gratry.

Dans une lettre rendue publique, Mgr Maret avait exprimé à Mgr Méric ses félicitations au sujet de sa thèse de doctorat. Il y avait retrouvé des idées philosophiques qui lui étaient chères, traduites dans une belle langue. Une grande sympathie rapprocha ces deux âmes, et pour rendre l'union plus intime, Mgr Maret choisit Mgr Méric pour son suppléant.

C'est là que la Providence avait amené le jeune prêtre de Toulouse, par des voies mystérieuses, et c'est là à vingt-sept ans, dans cette grande école, une des gloires de la France, que Mgr Méric devait servir l'Église, pendant vingt ans.

Le Professeur.

Les chaires de la Sorbonne étaient alors occupées par des professeurs célèbres : c'étaient Gratry, de l'Académie française, Mgr Maret, Mgr Freppel, le cardinal Bourret, le cardinal Perraud, etc. Bautain, Lavigerie, Dupanloup avaient précédé dans ces chaires ceux dont nous venons de citer les noms. La Sorbonne avait ainsi retrouvé, avec cette pléiade, sous une forme appropriée à notre époque, des hommes qui rappelaient les plus beaux jours de son histoire.

On a souvent reproché à la Sorbonne d'avoir pris un caractère laïque, et d'avoir continué les traditions gallicanes de l'ancienne monarchie. Cette accusation est injuste, elle a été souvent réfutée.

Les professeurs de la Sorbonne étaient nommés par le Ministre de l'Instruction publique, sur la présentation de l'archevêque de Paris. Celui-ci exerçait une haute surveillance sur l'enseignement donné à la Faculté de théologie, il approuvait les programmes des cours, il choisissait les professeurs, il les présentait au gouvernement, comme il présente encore aujourd'hui les vicaires généraux et les doyens de son diocèse.

Il serait donc injuste de voir dans cette Institution qui reproduit, d'ailleurs, exactement, la constitution des grandes universités catholiques d'Autriche et d'Allemagne, une institution civile et suspecte.

Il suffit aussi de voir les noms de quelques-uns des professeurs qui ont rendu la Sorbonne célèbre pour se convaincre qu'elle n'était pas une école de gallicanisme. Assurément, Bautain, Lavigerie, Freppel, Bourret ne furent jamais gallicans, et, si d'autres, avant le jugement du concile du Vatican, exprimèrent une opinion différente, ils le firent sous leur propre responsabilité, et sans engager la Faculté de théologie.

On sait, d'ailleurs, avec quelle soumission filiale, tous les professeurs, sans distinction, s'empressèrent d'adhérer au concile du Vatican.

Devenu l'égal de ces maîtres, Mgr Méric conquit rapidement une situation exceptionnelle, à la Sorbonne, où il devait rester vingt ans, dans la pleine maturité du talent.

⁂

Dès la première année, il groupa un grand auditoire qui lui resta toujours fidèle. Dans son intéressant ouvrage, *Vingt ans de Sorbonne, les professeurs célèbres,* page 320, le docteur Lebleu, faisait ce portrait du nouveau professeur :

« M. Méric monté dans cette même chaire, tout jeune encore, est en train de s'élever à la même célébrité que ses deux grands prédécesseurs Bautain et Gratry. Ses nombreux et très remarquables ouvrages le mettent déjà à la tête de nos écrivains sacrés les plus distingués. Dans ses livres comme dans ses leçons, se révèle constamment le brillant humaniste de Toulouse et le savant philosophe. Et sa doctrine théologique et philosophique est toujours exempte de toute vue aventureuse, quoique large et fertile en aperçus. C'est un vulgarisateur, comme l'était son digne modèle, Bautain, sauf un mérite littéraire plus grand que chez Bautain, qui nous avouait naïvement, sans regret, n'avoir pas le temps de donner la dernière main à ses écrits.

« Travailleur obstiné, riche d'acquisitions, conscience rectiligne, scrutant les choses jusqu'au fond avant de s'élever à leur sommet, on est sûr de ne jamais s'égarer avec M. Méric qui puise toujours aux meilleures sources.

« Ses leçons de Sorbonne sont pareillement très travaillées. Enfin, un grand et sympathique auditoire recueille sa parole avec avidité. L'âme qu'il y met fait rêver et force à penser.

« Grand, belle tête, coloré, élocution facile, brillante et toujours pénétrante, *ayant du fleuve,* comme parle Sainte-Beuve: toujours clair et méthodique, s'élevant à l'éloquence, il captive, émeut et instruit (1). »

Pendant ses vingt années d'enseignement,

(1) Docteur Lebleu. *Les Professeurs célèbres*, p. 320.

Mgr Méric a traité des plus hautes questions de la philosophie et de la théologie morale, avec une rare compétence et une actualité qui lui permettait de rajeunir les questions les plus anciennes. Il a exploré le champ si vaste du droit naturel, du droit positif, du droit social; il a approfondi les origines, les conditions, le but de la morale; il a exposé les lois de la raison, de la liberté, de la conscience, toujours préoccupé de connaître les objections les plus récentes et de les réfuter.

Cet auditoire d'étudiants français et étrangers, composé de magistrats, de médecins, d'économistes, d'ingénieurs, de jeunes gens, suivait le professeur avec sympathie, lui présentait ses objections, et entretenait avec le jeune professeur des relations de cœur et d'esprit dont le souvenir doit réjouir aujourd'hui les longs jours de sa retraite volontaire.

Il est regrettable que le savant professeur n'ait pas publié ce fécond enseignement qui exerça une si profonde influence sur les esprits. Que de trésors philosophiques, scientifiques et théologiques dans ces leçons qui touchaient à toutes les préoccupations intellectuelles de notre temps! Que de vues originales et profondes sur la conscience, sur la volonté, sur la loi morale et les lois en général! Avec quelle clarté sereine il exposait devant nous ses magnifiques thèses sur l'origine et les limites du pouvoir civil, sur ses rapports avec le pouvoir religieux, sur les droits des peuples et des consciences en face des lois injustes et du gouvernement persécuteur qui tentait de les violer!

La leçon finie au milieu d'applaudissements enthousiastes se continuait au dehors; des groupes se formaient auprès du grand perron de la cour de Richelieu, des auditeurs, improvisés orateurs, reprenaient les thèses du professeur, les discutaient, mais ces discussions ne se terminaient pas toujours d'une manière pacifique. Des coups et des horions soulignaient les arguments des auditeurs et provoquaient quelquefois l'intervention embarrassée de l'appariteur.

Dans les loisirs que lui laissait ce grand enseignement, Mgr Méric aimait à prodiguer sa parole et à se dévouer sans mesure. Il prêchait, dans les principales églises de Paris, des avents, des carêmes, des retraites. Charmeur et savant, il attirait encore la jeunesse de Paris à ses conférences sur la poésie de Dante, dans les salons du Luxembourg. A Bruxelles, il réunissait aux pieds de la chaire de l'église Saint-Joseph l'élite de la Belgique;

il donnait des conférences scientifiques dans la grande salle du Musée ; il se faisait écouter, aimer et admirer des douze cents étudiants et des professeurs, dans la vieille Université de Louvain.

Aussi, le jour de son jubilé, le conseil de cette Université, voulant décerner le titre de Docteur à trois étrangers éminents, par leur science, leurs travaux et leur caractère, choisit Pastor en Allemagne et Mgr Méric en France. Déjà, le célèbre doyen de l'Université de Wurtzburg, en Bavière, Franz Hettinger, d'accord avec le conseil académique, avait récompensé ses travaux par les palmes du doctorat et l'avait agrégé à l'illustre Université allemande.

Il perdit quelques-uns de ses collègues à la Sorbonne ; la mort enleva son éminent doyen Mgr Maret et Gratry. — Freppel, Bourret, Perraud furent appelés à l'épiscopat ; de nouveaux professeurs héritèrent de leurs fonctions, sans les faire oublier ; Mgr Méric resta dans sa chaire, entouré des mêmes sympathies et des mêmes auditeurs, jusqu'au jour où la haine sectaire de Paul Bert fit supprimer par le gouvernement les crédits affectés aux Facultés de théologie.

C'est un prêtre, Robert de Sorbon, qui a

fondé la maison de Sorbonne pour y réunir les candidats aux grades théologiques. C'est la Faculté de théologie qui a fait la gloire incomparable de la Sorbonne jusqu'à l'époque de la Révolution, et elle avait mérité le nom de concile permanent des Gaules. Supprimer la théologie et conserver, comme on l'a fait, le nom de Sorbonne au nouveau palais universitaire, c'est à la fois une injustice odieuse et un contre-sens.

Docteur de Paris, de Rome, de Wurtzburg et de Louvain; Chanoine d'honneur d'Albi, de Bayeux et de Perpignan; Chanoine de Lorette, Officier de l'Instruction publique, Mgr Méric tenait une place trop considérable dans le monde savant pour être oublié. On lui offrit une chaire de philosophie morale à Louvain où il comptait des admirateurs, des disciples et des amis dévoués. Il reçut la proposition officielle du poste de Supérieur de Saint-Louis des Français, à Rome. Plusieurs fois, M. Spuller, qui le connaissait et qui goûtait ses œuvres philosophiques, luiproposa l'épiscopat. Rien ne put détourner Mgr Méric de sa résolution de vivre désormais dans la retraite, et de s'occuper de ses remarquables ouvrages de science, d'histoire et de philosophie.

Mgr Méric restait ainsi fidèle à sa devise :

Cunctis posthabitis maluit esse latens.

L'Écrivain et le Penseur.

La Vie dans l'esprit et dans la matière. Dans cet ouvrage divisé en deux grandes parties, Mgr Méric établit la spiritualité de l'âme et ses rapports étroits avec notre organisme. A une époque où la philosophie cartésienne était encore en honneur, il démontre la nécessité de recourir à la grande philosophie du moyen âge représentée par saint Thomas, et de ne pas séparer arbitrairement l'âme du corps, dans l'étude des phénomènes vitaux. Il réfute, dans la première partie, les formes diverses du matérialisme, et il demande, à une connaissance approfondie de la physiologie. les analogies de la vie de l'âme et de la vie du corps. Dans la seconde partie il traite du vitalisme, de l'organicisme, de l'animisme absolu et de l'animisme mitigé.

Gaston Feugère caractérisait ainsi la méthode de Mgr Méric :

« Esprit d'une haute valeur, très attentif au mouvement philosophique de ce temps, dialecticien pénétrant, fin et souple, rompu aux abstractions, ni intimidé ni ébloui par les formules de l'aspect le plus revêche, habile à s'orienter dans les fourrés les plus épais de la philosophie allemande, prompt à écarter le détail qui masque le point important, Mgr Méric a encore pour lui cet incomparable avantage de s'être solidement établi sur les hauts sommets de la doctrine chrétienne. »

La Chute et la Responsabilité humaine. Après avoir considéré l'âme au point de vue philosophique, Mgr Méric l'étudie au point de vue théologique, et il entrait dans une controverse intéressante engagée entre M. Guizot et M. Janet. Il démontrait au premier, par des citations empruntées aux plus grands théologiens que le protestantisme avait détruit la liberté humaine en exagérant les conséquences de la chute originelle et il prouvait au second que le rationalisme est impuissant à expliquer la nature humaine et les injustices de la vie. M. Guizot lui écrivit que les dissentiments n'empêchaient pas la sympathie, mais il recula devant une polémique qui ne pouvait pas finir à son avantage.

La Morale et l'Athéisme contemporain. L'âme existant, blessée mais toujours puissante, quelle direction doit-elle donner à son activité? Dans une partie négative, Mgr Méric examine les divers systèmes de la philosophie contemporaine, la morale positiviste et utilitaire, le déterminisme, le scepticisme, la négation critique, la morale indépendante, la morale évolutionniste, le pessimisme et le vrai Dieu.

Le savant évêque de Nîmes, Mgr Besson, appréciait ainsi ce travail : « *La Morale et l'Athéisme* est un livre digne de ceux que votre plume fine et délicate nous a déjà donnés. La profondeur philosophique des aperçus qu'il renferme, le rare talent d'analyse qu'il révèle, et, par dessus tout, cette dialectique vigoureuse qui s'y montre comme la trame ordinaire de vos compositions, font de ce travail un ouvrage de premier ordre, où la bienveillante aménité du langage fait ressortir d'autant plus la force irrésistible du raisonnement. »

Du Droit et du Devoir. Avant de recourir à la théologie, Mgr Méric invoque ici, par une savante analyse, les témoignages des plus grands philosophes de tous les temps, Platon, Aristote, saint Augustin, saint Thomas d'Aquin, saint Bonaventure et saint Anselme, Mourassin et Gerdil : il dégage de leurs systèmes la notion du but de la vie, de la nature et des caractères de la loi naturelle, du droit et du devoir.

Dans la *Revue des Questions sociales*, M. F. d'A. rendait compte en ces termes de cet ouvrage : « Mgr Méric en pleine possession de la foi, arrivé aux plus hauts sommets de la vérité chrétienne, découvre à nos yeux les vastes horizons et les grandes lignes de la philosophie catholique. Le guide, sûr de lui, nous indique l'un après l'autre ses points de repère, et, à notre tour, nous prenons confiance et nous nous orientons dans ce grandiose panorama... Ce que je ne puis rendre, c'est la chaleur entrainante du style, c'est la variété des images, la clarté et la force du raisonnement. » Le professeur Van Weddingen, de l'académie royale de Bruxelles, écrivait dans la *Revue générale* :

« Le lecteur se souvient sans doute de la manière du P. Gratry dans sa Théodicée. C'est avec la même largeur, le même esprit de synthèse, avec un pareil dédain des conturgences, parmi les plus hauts sommets des problèmes, et, peut-être, avec une rigueur plus scupuleuse que procède Mgr Méric. »

L'Autre Vie : Mgr Méric entreprend, dans cet ouvrage, de nous faire connaître le but suprême de l'activité humaine. Dans la première partie l'auteur démontre la certitude et la réalité de l'immortalité personnelle. Dans la seconde il expose et réfute les systèmes de métempsycose, de palingénésie, de spiritisme, d'immortalité facultative concernant le lendemain de la mort. Dans la troisième partie il nous présente l'enseignement de l'Église sur les âmes séparées du corps, le dernier jour de la terre, le millénarisme, et le nombre des élus.

Plus de quarante évêques approuvèrent cet ouvrage, traduit dans toutes les langues de l'Europe, qui ferme la série de l'œuvre apologétique de Mgr Méric.

En jetant un coup d'œil sur l'ensemble de cette œuvre, M. Xavier Roux s'exprimait ainsi dans la *Gazette de France :*

« On ne lira pas l'ouvrage de Mgr Méric sans admirer avec l'invincible force de ses conclusions, la sûreté et la franchise de sa méthode : Tour à tour, l'éminent professeur invoque les sciences qu'il possède à fond, l'histoire, la métaphysique et l'expérience. Son œuvre sera un monument. Les esprits philosophiques en admireront la grandiose disposition, les esprits délicats la finesse des lignes, et les esprits qui aiment encore notre pays, remercieront l'éminent professeur d'avoir offert aux âmes inquiètes un abri aussi sûr contre le doute et la négation. »

* * *

Le moment n'était pas encore venu pour Mgr Méric de déposer sa plume vaillante et de se reposer.

Vie de M. Émery, 2 vol. — Sur l'invitation du Supérieur général de Saint-Sulpice, Mgr Méric écrivit l'histoire de M. Emery. Il fut bientôt séduit par la beauté sévère de cette grande figure, qui apparaît à l'époque la plus tourmentée, la plus effroyable de l'histoire religieuse de notre pays. Lu publiquement dans tous les séminaires, cet ouvrage reçut les plus hautes approbations. Des cardinaux et des évêques firent l'éloge de M. Emery. Le cardinal di Rende, nonce apostolique, à Paris, loua publiquement l'historien, et rappela que, dans une séance mémorable, « celui qu'on appelait le gallican fut seul à défendre les prérogatives du Pontife romain ». Par ordre du Saint-Père, le cardinal Jacobini, secrétaire d'État, écrivit une lettre flatteuse à Mgr Méric, et rendit hommage au grand religieux qui fit ce qui était possible dans une situation qui semblait désespérée.

A cette époque, quand le gallicanisme était enseigné officiellement dans tous les séminaires, depuis l'édit de Louis XIV, le clergé n'avait pas encore des notions exactes sur l'infaillibilité du Pape : il ne faut pas juger les hommes et les choses du passé avec nos idées. Remercions Dieu d'avoir dissipé pour nous les nuages, et d'avoir permis à l'Eglise d'affirmer l'infaillibilité doctrinale du Pontife romain.

L'Académie française décerna à cet ouvrage un prix de 2,000 francs. Mgr Méric n'avait poursuivi qu'un but, c'était de faire connaître son héros.

Les Élus se reconnaîtront au Ciel. Dans cet opuscule traduit dans toutes les langues, et arrivé promptement à la vingt-huitième édition, l'éminent auteur a voulu écrire le livre des espérances de ceux qui vont mourir. Frappé de cette pensée que Platon avait écrit le *Divin Banquet* pour donner du courage à ceux qui sont arrivés au seuil de l'autre vie, Mgr Méric a écrit le *Divin Banquet chrétien.* Ce n'est donc pas un opuscule de sensibilité et d'imagination, c'est une étude doctrinale et pleine de charme que l'on peut faire méditer par des esprits sérieux.

Le Clergé sous l'Ancien Régime. En écrivant la vie de M. Emery, Mgr Méric s'était initié à la vie de l'ancien clergé ; il avait pu voir les ravages que le gallicanisme parlementaire avait faits dans l'Eglise de France, et il résolut de faire connaître cette ancienne organisation qui mettait le clergé sous la main du roi. Dans cet ouvrage nous voyons l'état général de l'organisation ecclésiastique, les tribunaux, les assemblées générales du clergé, l'état des monastères, les doléances et les souffrances du clergé, le péril de la foi, le rôle et les prétentions des seigneurs, des patrons, des collateurs, du roi. Ce livre, fruit de grandes recherches et d'une sévère impartialité, n'est pas seulement utile au clergé, il est utile aussi aux laïques qui veulent connaître notre histoire, car, il est bien difficile de séparer l'histoire politique de l'histoire religieuse de notre pays, sous l'ancienne monarchie.

Le Clergé et les Temps nouveaux. C'est la fin de l'ancien régime. Dans la première partie de ce travail, Mgr Méric qui a étudié les *archives parlementaires*, nous fait assister à la dégradation du clergé, et nous rappelle les discours qui précédèrent cette injustice. Le clergé ne sera plus un état privilégié, il n'aura plus le monopole de l'enseignement : sa religion cessera d'être la religion de l'Etat ; ses biens seront à la disposition de la nation : il recevra un traitement aujourd'hui bien insuffisant, et il se trouvera en face d'une situation nouvelle et d'une génération qui va vers l'inconnu.

Dans la seconde partie de son ouvrage, Mgr Méric étudie les problèmes politiques, philosophiques, scientifiques, économiques, et il conclut, malgré tout, par des paroles d'espérance. Puissions-nous en voir la réalisation !

*
* *

Le Merveilleux et la Science. C'était le temps où tous les esprits s'occupaient d'hypnotisme, et cherchaient une solution. Mgr Méric a eu l'honneur d'approfondir, le premier, dans les rangs du clergé, cette importante question. Son ouvrage a eu promptement neuf éditions, et il a été très souvent, ou cité ou pillé.

Observateur consciencieux, Mgr Méric n'a pas voulu écrire sur cette question, avant de l'avoir étudiée longuement et avec soin. Muni des autorisations requises, il a suivi pendant des mois les expériences de la Salpétrière et interrogé les maitres qui parlaient au nom de la science. Il s'est rendu à l'hôpital de Nancy et il a entendu le docteur Bernheim. Il a vu et observé. C'est ce qui fait le mérite et ce qui explique le succès de son travail.

Dans la première partie il expose les faits corporels, spirituels et mixtes. Dans la seconde partie il en cherche l'explication scientifique. Dans la troisième partie il donne ses conclusions, avec les réserves commandées par la délicatesse et les difficultés du sujet.

L'Observateur français rendait compte en ces termes de ce beau travail.

« Mgr Méric a fait une étude approfondie de l'hypnotisme: il a assisté aux expériences, il a controlé les affirmations et les hypothèses d'une science superficielle, il a examiné rigoureusement les phénomènes à la Salpètrière et à l'hôpital de Nancy, sous la direction des cliniciens les plus célèbres. Ce qu'il raconte, il l'a vu, et, grâce à l'esprit philosophique qu'il possède au plus haut degré et au rare talent d'exposition que ses disciples ont admiré, pendant vingt ans, à la Sorbonne, il a écrit le livre le plus littéraire, le plus scientifique, le plus complet que nous ayons sur l'hypnotisme au temps présent.

« Physiologiste, Mgr Méric parle avec une grande correction la langue de la science. Quand il étudie les caractères physiologiques de la léthargie, de la catalepsie, du somnambulisme; quand il explique le mécanisme des hallucinations positives et négatives, du dédoublement de la personnalité, des suggestions prochaines et éloignées; quand il décrit si finement les prévisions, les pressentiments, les rêves, l'influence du corps sur l'âme, les visions qui naissent de l'ébranlement des cellules cérébrales, on reconnaît qu'il a fréquenté les laboratoires et les cliniques, avec la loyauté du savant qui veut parler de ce qu'il a vu, et qui a horreur des banalités d'une science superficielle. »

« Personne, disait le cardinal Bourret, n'est au courant comme lui de ces questions physiologiques dont on se sert aujourd'hui pour attaquer le vrai surnaturel, et personne ne les résoud avec plus de sagesse... Tous ses travaux lui donnent une place à part dans l'apologétique moderne, et le classent parmi les écrivains les plus utiles de notre temps. »

Les Erreurs sociales du temps présent. Indépendance dans la morale, dans la famille, dans l'école; négation de l'idée de Dieu, négation de toute autorité, négation de la propriété individuelle, expropriation collective, des capitalistes ou appropriation collective du capital et des moyens de production, telles sont les criminelles doctrines contre lesquelles s'est exercée la logique de Mgr Méric, dans ce livre venu à l'heure propice. Après la réfutation de ces doctrines, il appuie sur des arguments irréfutables le droit de propriété; il défend le capital contre les théories de Lassalle et de Karl Marx; il dénonce l'organisation actuelle des syndicats professionnels comme une arme de guerre au service de quelques turbulents; il montre dans la corporation chrétienne renouvelée et transformée, selon les conditions du travail moderne, une des solutions les plus sages du problème social.

Longtemps avant la crise aiguë dont nous sommes témoins, Mgr Méric accomplissait déjà ce précepte de l'Encyclique *Rerum novarum* : « Que chacun se mette à la tâche qui lui incombe, et cela sans retard, de peur qu'en différant le remède on ne rende incurable un mal déjà si grave. »

*
* *

Mgr Méric se sentait invinciblement attiré vers les études pratiques; l'expérience de la vie fait sentir la vérité de cette parole de Bossuet : « Malheur à la science stérile qui ne se tourne pas à aimer! » et il laissa tomber de son cœur le *Livre des Espérances*, dont on a dit :

« Voici un ouvrage qui a plus d'un lien de parenté avec la *Journée des Malades*, de l'abbé Pereyve, et le *Livre des Malades*, d'Ozanam. Il rappelle aussi, par l'onction et le sentiment, la belle paraphrase des psaumes de Massillon. J'appliquerais volontiers au *Livre des Espérances* le mot du P. Gratry : c'est un livre qui a la simplicité et le poids des choses immortelles.

« M. Méric avait jusqu'ici consacré son remarquable talent à de grands travaux d'histoire, de philosophie et de théologie; son nouvel ouvrage lui donne une place de choix parmi les maîtres de la vie spirituelle. La profonde connaissance qu'il possède du cœur humain en général, et des besoins de notre époque en particulier, lui a permis d'écrire un livre qui répond à tous les états possibles des âmes contemporaines. Les esprits sérieux, épris d'idéal et de perfection voudront connaître cet ouvrage et ne l'abandonneront pas après l'avoir lu. »

Les premiers chapitres de ce livre sont plus particulièrement destinés à fortifier la volonté contre les peines extérieures, les coups de la fortune, les mépris et les abjections, les deuils et les séparations; les autres à consoler et rassurer les âmes que Dieu semble broyer sous le marteau des peines intérieures.

Qu'on relise cette page de ce beau livre : « Il y a toujours eu des persécutés et des malheureux dans l'église de Jésus-Christ, il y en aura toujours, et, jusqu'à la fin des temps, la terre entendra leurs gémissements, leurs prières et l'inébranlable affirmation de la foi qui soutient leurs espérances. Au sein d'un peuple ou d'une race aveuglée qui dégénère infectée du venin du scepticisme, livrée à l'ardente passion des jouissances sans frein, les justes, persécutés, mais tranquilles jusque dans le feu des tribulations, formeront une tribu d'élite, bénie de Dieu, indifférente aux séductions souveraines sur la foule et toujours prête à mourir.

« Ils souffrent persécution pour la vérité

méconnue et condamnée aux insultes des sophistes; pour la justice outragée par la force brutale des violents; pour ces croyances religieuses qui ouvrent les ailes de l'âme et découvrent devant elle les longues perspectives des espérances immortelles; pour les principes divins qui font l'incomparable noblesse et la puissance des nations marquées au front du signe de la croix.

« Leur cœur blessé par la grâce et animé d'un amour étrange étonne le monde par de grandes passions dont l'origine est plus haut que la nature, sur des sommets que la sagesse humaine ne sait pas découvrir. Ils aiment les avanies et le mépris dont la colère des méchants les accable; ils se plaisent aux infirmités qui déchirent le corps, aux angoisses qui plongent l'âme dans la nuit des désolations profondes. Il leur faut les haillons de la misère, les supplices des victimes, les dévouements sans limite et sans fin aux malheureux qu'il faut consoler, aux égarés qu'il faut racheter.

« Ils savent que c'est avec de l'amour et du sang que Dieu sauve le monde.

« Ces nobles persécutés vivent au milieu de nous, la tête sereine au sein de la tempête, le sourire aux lèvres, l'âme au ciel. Ils regardent à peine les hommes, ils cherchent Dieu là-haut, dans le crépuscule de la foi ; ils n'entendent ni les outrages, ni les blasphèmes des méchants. Ils semblent écouter, dans le silence recueilli de leur âme, la voix des anges et des bienheureux auxquels ils répondent par de continuelles prières ; leurs yeux sont fermés à l'éclat éphémère des honneurs de la terre ; on dirait qu'ils contemplent déjà la gloire et l'inexprimable ravissement des saints.

« Ils passent auprès de nous, solitaires au milieu de la foule ; ils répondent à leurs persécuteurs par cette parole divine et toujours nouvelle qui donne à leur courage une force invicible : Bienheureux les persécutés ! »

Un critique distingué a eu raison de dire : « C'est avec son cœur que Mgr Méric a écrit cet admirable ouvrage : ce n'est pas un de ces volumes qu'on lit avec curiosité et distraction ; il faut en méditer sérieusement la solide doctrine, et plus d'un passage doit être récité à genoux comme une prière. »

∴

Énergie et Liberté, c'est le dernier livre de Mgr Méric. Il s'ouvre par un éloquent tableau de l'abaissement des caractères au temps présent, l'auteur en indique les causes, les remèdes, et il désigne les conditions du retour à l'idéal du Vrai, du Beau et du Bien.

Dans la première partie de ce livre, Mgr Méric démontre avec la science, la philosophie et la théologie le fait de la liberté humaine, ses ressorts et sa vie, son affaiblissement, sous l'influence victorieuse de la passion, et il termine par une belle étude sur les conditions nécessaires pour réaliser l'idéal de l'homme de caractère.

Dans la seconde partie, l'illustre prélat étudie la liberté dans ses rapports avec l'énergie. Il décrit, dans une série de chapitres nerveux, pleins d'idées élevées et d'aperçus nouveaux, l'insuffisance des moyens naturels pour donner l'énergie à la volonté, la nécessité de la religion, la nécessité de l'idée de Dieu, la nécessité de la sincérité avec nous-mêmes, et enfin, dans un dernier chapitre, il expose l'art d'arriver à l'énergie.

C'est un magnifique ouvrage d'apologétique, un beau livre de pédagogie, un merveilleux instrument pour le relèvement moral de notre pays.

Comme l'écrivait récemment le dernier biographe de Mgr Méric : « Au point de vue scientifique, philosophique et littéraire, le professeur de la Sorbonne est un maître apprécié, goûté, en juste crédit. Ses ouvrages ont été traduits dans presque toutes les langues de l'Europe; son enseignement dogmatique et moral a été reçu de notre génération, et, comme autrefois la chaire de Paris, a eu des échos dans tout l'univers. »

Mgr Méric a publié encore un grand nombre d'articles très approfondis dans la *Revue littéraire*, dans le *Correspondant*, dans l'*Enseignement catholique*, dans la *Revue du Monde catholique* et dans d'autres revues scientifiques théologiques et littéraires. Ces ouvrages et ces articles représentent une somme énorme de travail et une infatigable activité.

Chargé de faire l'oraison funèbre de Robert Sorbon le jour où l'on élevait un monument au fondateur de la Sorbonne, dans son village natal, Mgr Méric prononça un magistral discours sur l'histoire de cette Sorbonne où il avait vécu les années les plus fécondes de sa vie. Le monument s'élève dans un modeste village des Ardennes. Après ce discours, Mgr Méric fut nommé membre de l'Académie nationale de Reims qui tenait ainsi à lui témoigner sa reconnaissance.

Le même jour la jeunesse italienne le nommait membre de l'Académie napolitaine de Saint-Thomas d'Aquin, et lui exprimait son admiration pour ses travaux.

Léon XIII avait daigné plusieurs fois, par des Brefs très élogieux, témoigner à Mgr Méric sa haute estime et sa sympathie. Aussi, quand l'Évêque de Bayeux demanda spontanément à Sa Sainteté la prélature pour le savant écrivain qui n'avait été *ni prévenu, ni consulté,* Léon XIII s'empressa de lui faire écrire la lettre suivante par son secrétaire d'État :

« Le Saint-Père a daigné accueillir avec bienveillance la demande de Votre Seigneurie concernant l'abbé Méric, professeur à la Sorbonne. C'est pourquoi Sa Sainteté désirant donner à M. Méric un témoignage de son auguste bienveillance et l'encourager à continuer ses travaux scientifiques en faveur de la religion vient de le nommer prélat de sa maison. Je prie Votre Seigneurie de remettre au nouveau prélat son bref de nomination que j'ai le plaisir de lui envoyer ci-inclus. » (Card. Rampolla.)

Le bref contenait les éloges les plus flatteurs pour les œuvres et pour la vie toujours sacerdotale et toujours irréprochable du nouveau prélat. Déjà, Léon XIII avait nommé directement Mgr Méric docteur en théologie.

Ce qui caractérise l'œuvre de Mgr Méric, c'est l'étendue et l'universalité des connaissances scientifiques et philosophiques qu'elle révèle; c'est la clarté limpide d'exposition; on devine que l'auteur a cherché longtemps l'expression la plus lumineuse de sa pensée; c'est encore l'actualité, car l'auteur veut défendre les croyances religieuses contre des ennemis qui se renouvellent sans relâche; c'est enfin la richesse et la beauté d'un style d'une transparence de cristal qui permet de s'élever sans fatigue, avec le Maitre, aux plus hauts sommets. Ainsi philosophaient Malebranche et Platon.

CONCLUSION

Quelques jours avant sa mort, le cardinal Mermillod, honoré de la confiance du Saint-Père, et établi à Rome, écrivait à Mgr Méric :

« Je suis de vos fidèles lecteurs et, souvent, j'ai fait annoncer et louer dans les journaux vos belles et solides publications d'apologétique, d'histoire et de piété.

« Je vous lis avec intérêt et admiration.

« Vous travaillez à faire cesser les malentendus et à jeter un pont sur des abimes. La lumière, la justice et la charité sont vos armes. J'aurai l'occasion de parler au Saint-Père de vos études. Hier encore, dans une réunion de Cardinaux, il s'exprimait avec élan sur cette question sociale. »

A Rome, où il séjourna plusieurs fois, Mgr Méric fut honoré de l'amitié des Cardinaux Parocchi, Vannutelli, Capecelatro, Mocenni et des principaux prélats de la cour romaine.

Mgr Méric, qui avait déjà refusé plusieurs fois les plus hautes dignités ecclésiastiques, déclina, de nouveau, à la mort de Mgr Freppel, son ancien collègue de la Sorbonne, des propositions officieuses qui l'auraient détourné de ses travaux.

Ce fut une déception pour ses amis.

Le 21 juillet 1892, le cardinal Meignan, métropolitain de la province ecclésiastique de l'Anjou, lui écrivait :

« C'est vous que je désire, que je demande et que je veux sur le siège d'Angers. J'ai manifesté ce désir en haut lieu, et je suis persuadé, d'après ce qu'on m'a dit, que vous serez nommé. »

Le cardinal Thomas exprimait les mêmes espérances et il s'employait activement à les réaliser.

Tels étaient aussi les sentiments de son

vieil ami, le cardinal Bourret, et d'un grand nombre d'évêques dont l'intimité fut une consolation et un honneur pour Mgr Méric.

« J'étais si convaincu de votre nomination à l'un des sièges vacants, et le cardinal Desprez l'était si bien aussi, lui écrivait le cardinal Bourret, que je ne m'explique pas ce qui s'est passé. »

Trois jours après, le même cardinal lui écrivait encore :

« Nous nous attendions tous à vous voir nommer évêque d'Angers. »

Mgr Lagrange, évêque de Chartres, toujours si vif dans l'expression de sa pensée, écrivait à Mgr Méric : « C'est honteux que vous n'occupiez pas un siège. Je veux faire campagne. »

Le nouvel archevêque de Rouen lui écrivait le 5 juin 1894 : « J'avais souri, il y a quelque temps, à l'espoir que vous rempliriez bientôt une fonction proportionnée à votre haute culture intellectuelle, à votre longue expérience et à la grande autorité que vos livres attachent à votre nom.

« Cela eût été plus naturel que le passage du vieil évêque de Châlons à une responsabilité trop lourde pour ses forces.

« Mais la mêlée des idées humaines est féconde en malentendus et en méprises.

« Je prie Dieu de vous conserver la sérénité avec la joie de servir l'Église par votre remarquable talent. »

En lui rappelant le titre de prélat que le Saint-Père lui avait accordé avec un empressement paternel, le cardinal Bourret lui écrivait :

« Je suis heureux de vous donner ce nouveau titre de Monseigneur. Puisque le Saint-Père a daigné vous associer aux prélats de sa maison, c'est une preuve qu'il vous estime, qu'il vous aime et qu'il n'existe aucune objection contre vous. »

Ces évêques, et beaucoup d'autres dont notre enquête nous a permis de constater les témoignages, pressaient Mgr Méric de sortir de sa retraite.

A tous, Mgr Méric répondait respectueusement en leur rappelant sa devise :

Cunctis posthabitis maluit esse latens.

Qui voudrait l'en blâmer? Marie, disait Jésus-Christ, a choisi la meilleure part.

Il a trouvé, dans sa retraite volontaire fécondée par le travail, la paix, la dignité, l'estime et l'admiration de tous.

Cela vaut toujours mieux que les honneurs dans les temps que nous traversons.

PARIS. — IMP. TÉQUI, 92, RUE DE VAUGIRARD

Sermons. Sermons inédits. — Une station à la Sorbonne. 1 vol. in-18 jésus. 4 fr.

Monseigneur Baudry, Evêque de Périgueux et de Sarlat. 1 vol. 18. 40 c.

OUVRAGES DU R. P. GRATRY
Prêtre de l'oratoire de l'Immaculée-Conception,
Professeur de théologie morale
à la Sorbonne et membre de l'Académie française.

Etude sur la Sophistique. 1 volume in-8°. 5 fr.

De la Connaissance de Dieu. 2 volumes in-12. 8 fr.

De la Connaissance de l'Ame. 2 vol. in-12. 7 fr. 50.

Les Sophistes et la Critique. 1 volume in-8°. 6 fr.

Lettres sur la Religion. 1 v. in-8°. 6 fr.
— Le même. 1 vol. in-12. 3 fr.

Les Sources. Nouvelle édition. 1 volume in-18. 2 fr. 50.

Les Sources de la Régénération sociale. In-18. 1 fr. 50.

La Philosophie du Credo. 1 volume in-8°. 5 fr.

Petit Manuel de Critique. 1 volume in-18. 1 fr. 50.

Souvenirs de ma Jeunesse. Œuvres posthumes, l'enfance, collège, l'école polytechnique, Strasbourg et le sacerdoce. In-18. 3 fr.

Méditations inédites. Œuvres posthumes. 1 vol. in-18. 4 fr.

La Morale et la loi de l'Histoire. 2 vol. in-8°. 12 fr.
— Le même. 2 vol. in-12. 7 fr. 50.

Commentaire sur l'Evangile selon saint Matthieu. Deuxième partie seule. (La première partie est épuisée.) In-8°. 4 fr.

Henri Perreyve. Nouvelle édition, précédée d'une préface par S. Em. le cardinal Perraud, évêque d'Autun, membre de l'Académie française, et suivie d'une notice sur les derniers jours de M. l'abbé Perreyve, par M. l'abbé E. Bernard, curé de Saint-Jacques-du-Haut-Pas. In-12. 3 fr.

PARIS. — IMP. TÉQUI, 92, RUE DE VAUGIRARD.

PARIS. — IMPRIMERIE TÉQUI, 92, RUE DE VAUGIRARD.

www.ingramcontent.com/pod-product-compliance
Ingram Content Group UK Ltd.
Pitfield, Milton Keynes, MK11 3LW, UK
UKHW012117240726
13965UKWH00005B/1800